# APERÇU
## Médical et Pittoresque

SUR

## LES EAUX MINÉRALES ET LES ÉTUVES

# DE CRANSAC,

DÉPARTEMENT DE L'AVEYRON

( Eaux magnésio-calcaires et ferro-manganésiennes sulfatées ) ;

PAR

### Le Docteur Th. AUZOUY,

Médecin à Rodez, Associé correspondant de la Société d'Hydrologie
médicale de Paris, Membre de la Société des Lettres, Sciences
et Arts de l'Aveyron, ancien Membre de l'Ecole
pratique de Médecine de Paris,

### Inspecteur des Eaux de Cransac.

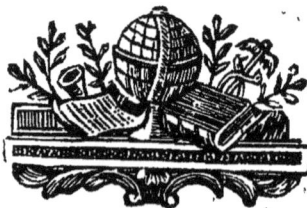

RODEZ,

Chez CARRÈRE aîné, Imprimeur,        Chez GALY, pharmacien
place de la Cité.                          place du Bourg.

CRANSAC,
Au Dépôt de cet Opuscule.

1854.

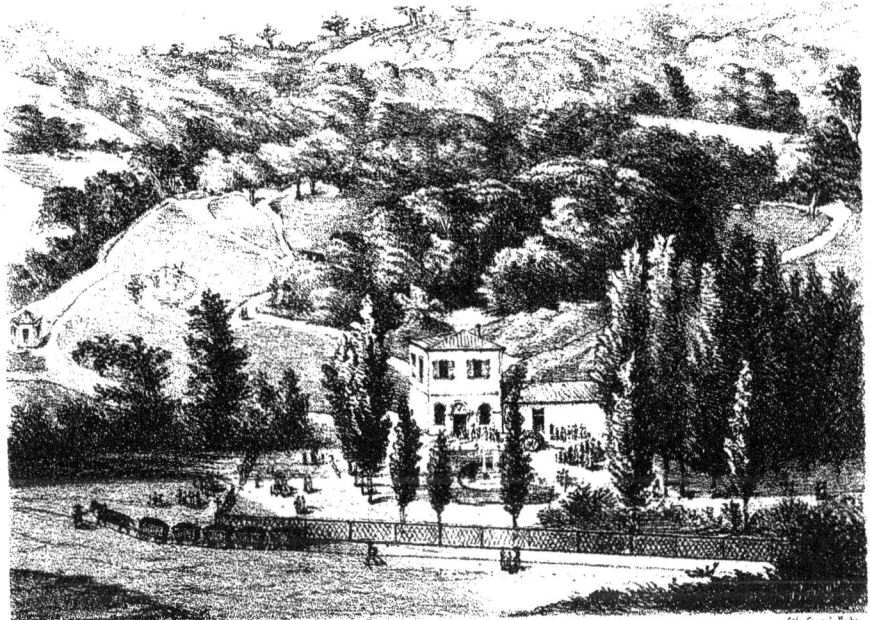

EAUX MINÉRALES DE CRANSAC,
le Parc et la Source basse.

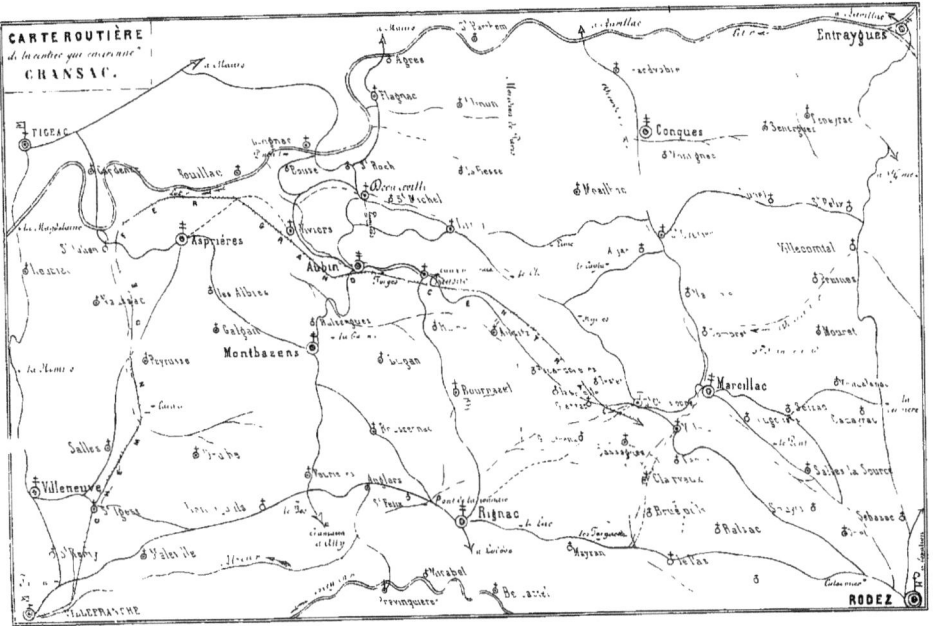

CARTE ROUTIÈRE
de la contrée qui environne
CHRANSAC.

# APERÇU
## Médical et Pittoresque

## LES EAUX MINÉRALES ET LES ÉTUVES

# DE CRANSAC,

### DÉPARTEMENT DE L'AVEYRON

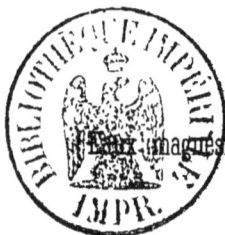

( Eaux magnésio-calcaires et ferro-manganésiennes sulfatées ),

PAR

## Le Docteur Th. AUZOUY,

Médecin à Rodez, Associé correspondant de la Société d'Hydrologie
médicale de Paris, Membre de la Société des Lettres, Sciences
et Arts de l'Aveyron, ancien Membre de l'Ecole
pratique de Médecine de Paris,

### Inspecteur des Eaux de Cransac.

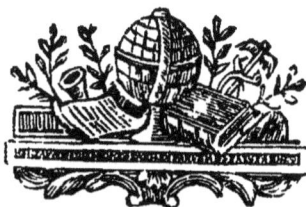

Chez CARRÈRE AÎNÉ, Imprimeur,       Chez GALY, pharmacien,
place de la Cité.                              place du Bourg.

Au Dépôt de cet Opuscule.

**1854.**

## A PARIS :

Les Eaux de Cransac se trouvent à l'entrepôt central des Eaux minérales naturelles, rue J.-J. Rousseau, n° 12, et dans diverses pharmacies.

## EN PROVINCE :

Aux dépôts établis dans les principales villes et chez presque tous les pharmaciens.

## A CRANSAC :

Les demandes doivent être adressées soit au Directeur des Eaux minérales, soit aux propriétaires des sources, ou encore à M. ANDRIEU, pharmacien, qui se charge des expéditions.

*N. B.* Un certificat d'origine accompagne tous les envois, et chaque bouteille d'Eau minérale est coiffée d'une capsule au timbre de l'établissement, indiquant la source où elle a été remplie.

# AVANT-PROPOS.

Un premier aperçu sur les Eaux et les Etuves de Cransac me servit, en 1843, de thèse inaugurale à la Faculté de médecine de Paris. Je devais la plupart de mes renseignemens et des observations que j'insérai dans ce travail à la longue expérience de mon père, le Docteur P. Auzouy, alors Inspecteur des Eaux de Cransac et membre correspondant de l'Académie de médecine. Mais, depuis cette époque, les conditions matérielles et *curatives*, si je puis m'exprimer ainsi, de l'Etablissement ont subi d'immenses améliorations : une transformation complète s'y est opérée. Indépendamment des modifications si avantageuses qui ont été exécutées dans la localité de Cransac et dans toute la contrée, les sources minérales et les étuves ont été l'objet de réparations importantes, d'études nouvelles et d'expérimentations qui m'ont révélé des propriétés médicales jusqu'alors inaperçues ou du moins laissées dans l'oubli. La substitution d'étuves bien tenues et facilement accessibles aux anciennes qui se trouvaient dans les escarpemens les plus abruptes de la montagne ; la création des bains ferro-manganésiens, que l'on prend en baignoire ou en piscine, et des douches fortifiantes, ont complété nos ressources thérapeutiques, en permettant d'obtenir à Cransac des résultats que l'on va quelquefois vainement chercher aux bains de mer.

De savans auteurs ont écrit sur les Eaux de Cransac : depuis Mathurin Dissez qui écrivait en 1686, nous avons eu, sans parler de beaucoup d'autres, le célèbre B. Murat, en 1805 ; Vauquelin, en 1812 ; Patissier, en 1823 ; mon illustre oncle et compatriote, le professeur Alibert, en 1826 ; V. Murat, en 1843 ; et enfin M. Ducoux, en

1847, qui ont traité le même sujet. Prendre la plume
après des écrivains d'un tel mérite est presque une té-
mérité : cependant je n'ai pu résister au désir de faire
connaître à mes confrères et au public l'état actuel de
l'Etablissement dont l'inspection m'a été confiée, et les
précieux moyens de guérison qu'il offre à de nombreuses
catégories de malades. C'est pour moi un devoir de dé-
clarer que les améliorations de toute nature apportées
à cet utile Etablissement émanent de M. le comte de
Seraincourt, propriétaire des Sources, auquel la contrée
doit, en grande partie, l'impulsion industrielle qui s'y
est manifestée, et les progrès qui se sont réalisés. Je
m'estime heureux d'être appelé par mes fonctions à con-
courir à un noble but. celui de fortifier les faibles, de
revivifier ceux qui languissent, de régulariser les fonctions organiques des sujets chez lesquels surabondent les
élémens vitaux, d'apaiser de nombreuses douleurs,
d'amender et de guérir le plus souvent possible la plupart
des maladies chroniques qui affligent l'humanité. J'ai dû
particulièrement insister sur ce point, peut-être un peu
négligé par mes devanciers, que l'on trouve à Cransac,
en outre des Eaux purgatives dont l'emploi est si répandu
et si généralement connu, d'autres Eaux d'un caractère tout différent, hémostatiques, astringentes, et pos-
sédant au plus haut degré les propriétés toniques et
réparatrices que l'on attribue aux préparations martiales
et manganésiennes. Une expérience personnelle, datant
déjà de plusieurs années, m'a convaincu que nos ressources thérapeutiques répondent aux indications les plus
variées, et qu'à l'aide de nos diverses Eaux minérales
et de nos étuves, on peut traiter avec succès des affections chroniques qui ont entre elles peu d'analogie.

# APERÇU MÉDICAL ET PITTORESQUE

SUR

# LES EAUX MINÉRALES ET LES ÉTUVES

## DE CRANSAC (AVEYRON).

———— ◆◆◆ ————

La vie du puissant ou du riche n'est pas
plus précieuse au médecin que celle
du faible ou de l'indigent.

(CABANIS.)

## CHAPITRE Ier.

### Topographie de Cransac.

Cransac, chef-lieu d'une jolie commune du canton d'Aubin,
dans l'arrondissement et à 35 kilomètres de Villefranche-d'Aveyron, à pareille distance de Rodez et de Figeac, jouit d'un air
pur, d'un climat tempéré, et se trouve élevé de près de 600
mètres au-dessus du niveau de la mer. Par ces villes et ces trois
directions différentes, Cransac communique avec tous les départemens voisins. La route d'Aubin à Rodez remonte en serpentant
le ruisseau de l'Aune, jusqu'aux fontaines minérales qui, depuis
dix siècles, ont acquis une renommée qui ne s'est jamais dé-
mentie, et ont valu à de nombreuses générations de malades
leur soulagement ou leur guérison. Une allée d'ormes conduit
des fontaines à Cransac, qui se trouve assis sur le penchant
occidental d'une colline en avant de laquelle deux vallées viennent

se confondre pour se continuer vers le couchant jusqu'aux rives du Lot.

Le bourg de Cransac, dont l'aspect flatte agréablement l'œil, a, depuis dix ans, complètement changé de face. Plusieurs propriétaires ont réalisé de confortables réparations dans leurs maisons : ce bon exemple a trouvé chaque année des imitateurs, et les gens riches, dont la plupart se reléguaient autrefois à Aubin, ville de ressources, mais distante de 3 kilomètres des sources minérales, trouvent déjà et trouveront de plus en plus à Cransac des logemens convenables, commodes, et, ce qui est encore préférable, la tranquillité, le calme, le repos, bannis du séjour des villes, et qui sont cependant si nécessaires aux êtres souffrans. Trois vastes hôtels, nouvellement reconstruits ou réparés, reçoivent aujourd'hui la classe aisée des étrangers : l'un de ces hôtels est tenu avec un luxe de confortable qui ne laisse rien à désirer, si ce n'est de nouveaux agrandissemens nécessités par une affluence toujours croissante. Sept ou huit auberges d'un ordre inférieur sont destinées aux personnes qui veulent faire une dépense plus modique, et presque toutes les autres maisons se transforment en hôtelleries pour admettre à très bas prix les indigens et les personnes dont les ressources pécuniaires sont minimes.

Un quinconce ombragé et un square rafraîchi par un jet d'eau précèdent la principale source, qui coule dans un pavillon élégant où se trouve le bureau de l'administration des Eaux.

Les deux Sources-Basses sont situées au bord du ruisseau, dont l'œil suit au loin les capricieux détours, à travers de fraîches et verdoyantes prairies. Un parc charmant et spacieux les environne, et près de ses arbres antiques et majestueux, l'on est surpris de rencontrer les plus belles variétés de fleurs et d'arbustes.

Au moyen d'allées sinueuses ménagées à travers les gazons, les massifs et les fleurs, on s'élève insensiblement sur le coteau au sein duquel s'élaborent et se filtrent les Eaux salutaires qui sont la richesse la plus précieuse de cette contrée, d'ailleurs si féconde en produits minéraux. Là, sous des châtaigniers séculaires, au milieu d'une ceinture d'arbres verts, la nature a fait elle-même les frais d'une immense salle de verdure à l'abri des ardeurs du soleil et des vents impétueux. Tout autour, des roches cariées présentent le spectacle des ravages du feu qui, dans les siècles passés, a successivement envahi, dévoré et délaissé presque toutes les parties de cette colline. Le parc offre des points de vue ravissans et habilement ménagés. A ses deux extrémités, se cachent, dans des bosquets, des *Vespasiennes* ou cabinets à plusieurs loges, destinés à abriter le dernier acte que provoque la boisson des Eaux purgatives. Après avoir franchi l'enclos du parc, si l'ascension est poursuivie, l'on arrive à un volcan dont les éruptions ne sont point à craindre, les feux souterrains qu'entretiennent de puissantes couches de houille et de schistes pyriteux se faisant jour paisiblement par de nombreuses crevasses. Au voisinage de ces embrasemens intérieurs, dans des bois de châtaigniers touffus, sont situées des étuves naturelles. Les étuves nouvelles, près desquelles on a établi un petit cabinet de repos, fonctionnent seulement depuis 1850, et sont placées dans le vallon qui est parallèle à celui où coulent les sources minérales. Le terrain, aux alentours, n'est point embrasé à la surface, le feu bornant encore son action à des couches pyriteuses inférieures.

Je laisse à l'imagination du rêveur le soin d'apprécier selon ses impressions l'aspect nocturne des feux du *Montet,* des autres volcans et des grandes usines du pays, décrit d'une manière si pittoresque par le docteur Ducoux, de Blois, et je me borne à cette courte esquisse de Cransac, d'où la vue s'étend sur toute la vallée entrecoupée de gorges fertiles et boisées, et au milieu de laquelle la grande forge d'Aubin, ses hauts-fourneaux, ses cheminées élancées, ses vastes et bruyans ateliers, contrastent avec les tours romaines d'*Albinus* qui dominent, sombres et silencieuses, la ville d'Aubin et lui mesurent les heures.

Beaucoup de maisons à Cransac ont des balcons ou des terrasses, qui permettent aux buveurs la promenade matinale sans s'éloigner de leur appartement. Les parterres sont tenus avec soin et plantés de belles fleurs. On visite aussi avec plaisir un cabinet de minéralogie et de curiosités, créé et enrichi peu à peu par un amateur plein de goût.

L'église est simple et modeste, comme il convient à un temple de village. Deux respectables ecclésiastiques se partagent le soin de la desservir. Près du pont, se trouve le château, belle habitation, mais sans caractère remarquable, environnée d'un magnifique jardin. C'est la demeure de M. Auguste Richard, maire de la commune, homme aussi bienveillant qu'administrateur éclairé.

Les villages et les hameaux sont très multipliés autour de Cransac, et concourent à loger les étrangers. C'est auprès de La Pélonie, l'un de ces hameaux, que l'on rencontre la Source-Haute, coulant solitairement dans un pavillon caché derrière un épais rideau de feuillage. Elle alimente la piscine et les baignoires qu'on y a récemment installées ainsi que l'appareil à douches.

Le personnel médical est plus que suffisant à Cransac pendant la saison des Eaux. Plusieurs praticiens veulent bien se charger, chaque année, concurremment avec le Médecin-Inspecteur des Eaux minérales, du soin de diriger le traitement des malades qui s'y rendent, et ne laisser à ceux-ci que l'embarras du choix.

L'établissement a, depuis quelques années, acquis une telle importance, qu'il s'est vu élever au rang d'établissement de première classe. Le Médecin-Inspecteur donne gratuitement ses soins et ses consultations aux malades indigens auxquels l'eau minérale nécessaire à leur traitement, les bains et les étuves sont aussi délivrés gratis.

Une pharmacie bien munie, un double service postal pendant la saison des Eaux, un débit de tabac, plusieurs cafés, un beau cercle ou salon de lecture et de conversation, tels sont les établissemens dont Cransac s'est vu progressivement doter. Cette localité est desservie par le relais de poste de Decazeville et par les nombreuses diligences qui, de tous pays, y arrivent journellement. On se procure facilement des chevaux et des voitures pour les excursions, et un omnibus fait le servive plusieurs fois par jour entre Cransac et Decazeville, par Aubin et Viviers.

# CHAPITRE II.

## Description succincte de l'Etablissement. — Composition des Eaux.

L'établissement médicinal de Cransac se compose actuellement de quatre sources d'Eau minérale réunies sous mon inspection, et d'étuves sulfureuses naturelles en nombre variable. Ces sources servent toutes à la boisson des malades : une seule sert pour prendre des bains.

*Eaux minérales.* — Les sources se désignent de la manière suivante : 1° Source-Basse ou *douce* Richard; 2° Source-Haute ou *forte* Richard; 3° Source-Basse Bézelgues; 4° Source spéciale du Fraysse. Leur position, relativement au coteau méridional d'où elles découlent, le degré d'énergie de leurs principes minéralisateurs et le nom de leurs anciens propriétaires ont servi de base à ces désignations. Les Sources-Haute et Basse Richard sont dites aussi *sources anciennes* : elles sont très fréquentées, et ce sont celles où l'on puise généralement pour l'exportation. Les eaux de la Source-Basse figurent pour plus de huit dixièmes dans le chiffre des eaux exportées annuellement. Leur température se maintient entre 8° et 12° centigrades, quelle que soit la température ambiante. Toutes rougissent le papier de tournesol et sont acidules. Elles sont limpides, inaltérables à l'air et conservent leur transparence, quelque lointains que soient les pays où on les transporte.

Ces Eaux ont été analysées plusieurs fois. Depuis Lemery, qui, en 1700, les qualifiait de *vitrioliques,* Vauquelin en 1811, et plus tard MM. Murat, ont essayé des analyses qui laissaient beaucoup à désirer. Enfin, en 1840, M. O. Henry, chef des travaux chimiques de l'Académie de médecine, de concert avec mon condisciple et son préparateur, M. Poumarède, a fait en partie sur les lieux, en partie au laboratoire de l'Académie, une analyse chimique des Eaux de Cransac qui a été revêtue de la haute approbation de ce corps savant. La position scientifique de ses auteurs et la sanction qui lui a été donnée, sont de sûrs garans du talent et de la précision avec lesquels cette analyse a été exécutée. En voici le résultat :

| NATURE des Principes minéralisateurs. | Source-Basse Richard. | | Source-Haute Richard. | | Source-Basse Bézelgues. | | Source spéciale du Fraysse. | |
|---|---|---|---|---|---|---|---|---|
| Sulfates de magnésie... | 2 | 200 | 0 | 990 | 1 | 120 | 0 | 503 |
| — de chaux...... | 2 | 430 | 0 | 750 | 1 | 210 | 0 | 499 |
| — d'alumine..... | 1 | 150 | 0 | 470 | 0 | 950 | 0 | 369 |
| — de manganèse.. | 0 | 140 | 1 | 550 | 0 | 410 | 0 | 155 |
| — de fer........ | 0 | 150 | 1 | 250 | | | 0 | 045 |
| Silice............. | 0 | 020 | 0 | 070 | | | 0 | 005 |
| Sulfate de soude (et chlorure de magnésium, traces)........... | | | | | | | 0 | 259 |
| Principes minéralisateurs par kilogramme.. | 6 | 110 | 5 | 080 | 3 | 690 | 1 | 835 |
| Eau pure.......... | 993 | 890 | 994 | 920 | 996 | 310 | 998 | 165 |

Le tableau ci-dessus démontre qu'il n'est presque pas en France d'Eaux aussi richement minéralisées que celles de Cransac, ce qui explique leurs éclatans succès dans des cas nombreux où celles de Balaruc, de Vichy et d'autres non moins célèbres ont complètement échoué. Toutes ces sources contiennent un sel nouveau en thérapeutique, et qui paraît être leur plus puissant agent de médication : c'est un sel de manganèse, l'adjuvant le plus efficace des ferrugineux quand il s'agit de réparer, de régénérer le sang appauvri. Les travaux de MM. Hannon et Martin-Lauzer, les recherches de M. Pétrequin, ont mis hors de doute que le manganèse fait partie, comme le fer, des globules sanguins, et qu'en général, ces deux métaux ou leurs composés sont associés dans la nature. Comme ces savans confrères, c'est à la présence du manganèse que j'attribue l'inaltérabilité de nos Eaux qui jouissent de toute leur efficacité, même après plusieurs années de conservation. De l'Eau de la Source-Basse, gardée 17 ans dans des bouteilles bien bouchées, a été bue sous mes yeux et sans présenter de différence notable avec celle qu'on puisait le même jour dans les bassins.

M. Blondeau, professeur de sciences à Rodez, a fait sur les Eaux de Cransac un travail dont je ne saurais admettre les conclusions, qui s'écartent de celles que l'Académie a adoptées; mais de concert avec ce chimiste, je me suis livré à des recherches ayant pour but de constater la présence de l'arsenic dans les Eaux de Cransac. Mon attention avait été appelée sur ce point par ces lignes de M. Gendrin, médecin de l'hospice de la Pitié, à Paris, adressées en 1847 à M. Ducoux : « Les analyses que » vous venez de faire au moyen de l'appareil de Marsh ne » permettent pas d'espérer que l'on trouve de l'arsenic dans vos » Eaux. Je le regrette en quelque sorte... On ne trouve presque » jamais les minérais de fer et surtout les minérais sulfureux, » les pyrites, en un mot, exempts d'arsenic... La présence de » cet agent précieux rendrait bien compte du succès que vous » obtenez dans le traitement des fièvres intermittentes rebelles » et des affections chroniques de la peau. » Des expériences plusieurs fois répétées, de concert avec M. Blondeau, dans son laboratoire, à Rodez, nous ont convaincus que ce métal existe à l'état de sulfure dans les Eaux de Cransac, mais à des doses si minimes qu'il est presque impossible de les déterminer. Les produits minéraux ramassés à la surface du volcan, soumis à l'appareil de Marsh, en donnent des quantités appréciables, et les résidus des sources, traités de la même manière, nous en ont fourni quelques traces, impondérables à la vérité. Néanmoins, comme M. le professeur Gendrin, je pense que c'est à la présence, même imperceptible, de cet important agent curatif, non moins qu'à celle du manganèse et du fer, que nos Eaux doivent leur vertu antipériodique, fébrifuge, et leur action dépurative. Cette manière de voir est confirmée par le Mémoire que M. Constantin James vient de publier sur les Eaux de Bagnères-de-Bigorre. Au nombre des sources les plus précieuses de cette station, il range « la source dite d'Angoulême, dont l'eau est froide, ferrugineuse et légèrement arsénicale. Elle est minéralisée par le crénate de fer, et devient un puissant auxiliaire des autres sources. M. Subervie, le médecin-inspecteur, en retire d'excellens effets dans le traitement des accidens consécutifs aux fièvres paludéennes. »

Ainsi , loin de présenter des inconvéniens, la constatation de ce corps dans nos Eaux , surtout dans la Source-Haute , où elle est plus facile à déterminer, explique d'une manière satisfaisante des phénomènes thérapeutiques jusqu'à présent demeurés dans le domaine de l'empirisme. Les doses que nos buveurs en absorbent pendant le traitement même le plus prolongé , sont toujours trop infimes pour laisser craindre quelque danger , mais suffisantes pour agir favorablement sur l'économie. Enfin nos Eaux renferment un excès d'acide sulfurique, nécessaire d'ailleurs pour tenir en dissolution la forte proportion de sels martiaux constatée dans leur sein. M. O. Henry a fait, dans un nouveau travail qu'il a publié en 1846 , tome XI du *Bulletin de l'Académie de Médecine*, les observations suivantes, qui sont pleines de justesse :

« Une particularité caractéristique des Eaux de Cransac , c'est que les malades boivent ces Eaux avec une grande facilité et sans aucun inconvénient, malgré l'énorme proportion de sels de fer et de manganèse qui les minéralisent , puisque quelques-unes de ces sources en renferment jusqu'à deux grammes ; tandis que, dans la plupart des cas , une Eau ferrugineuse contenant un décigramme ou un demi-décigramme de l'élément ferrugineux , a déjà une saveur des plus atramentaires. A quoi peut-on attribuer cette propriété des Eaux de Cransac? Ne serait-ce pas , comme l'a pensé M. Poumarède dans son travail sur les sulfates doubles de fer (sulfate ferroso-ferrique) , véritables aluns de fer , à ce que les Eaux de Cransac sont minéralisées par des composés de cette nature?

» A côté des sels ferrugineux, on trouve presque toujours quelques composés de manganèse en proportions ordinairement fort minimes ; mais à Cransac , ces sels y existent en quantités presque égales à celles du produit ferrugineux , et constituent des Eaux *ferro-manganésiennes*. Dans l'une des sources même de cette localité, le sel de manganèse est tout-à-fait prédominant. Il y a là un nouveau sujet de recherches à faire sous le point de vue médical et qu'il nous a paru convenable de signaler. »

L'appel de M. O. Henry a été entendu, et, depuis qu'il écrivait ces lignes, beaucoup de médecins en France , en Belgique, en Angleterre , etc., ont expérimenté le manganèse, qui est devenu aujourd'hui presqu'un médicament à la mode. Toutefois, on peut affirmer que ce n'est pas un médicament de fantaisie, car il est énergique et agit à très petite dose. Depuis long-temps, j'ai fait imiter la composition intime de nos Eaux par des dragées, et mieux encore par des pastilles ferro-manganésiennes au chocolat, préparées avec soin par M. Galy, pharmacien à Rodez. J'ai employé ces préparations avec succès chez des personnes anémiques ou chlorotiques, et dans des cas analogues à ceux qui réclament l'emploi de la Source-Haute. Chez les enfans ou chez les personnes dont l'estomac se refuse à l'ingestion de l'Eau, c'est un moyen d'y suppléer ou de remplacer, jusqu'à un certain point, l'action salutaire de cette précieuse source.

Jusqu'à ces dernières années, les Eaux de Cransac n'étaient administrées qu'en boisson. On savait cependant que les différentes sources varient quant à leur action et à leurs propriétés, que les élémens purgatifs dominent dans certaines, tandis que d'autres sont, au contraire, douées de principes astringens et toniques à un très haut degré. Dès la première année de mon inspection, en 1849, il a été fait à la source ferro-manganésienne par excellence, à la Source-Haute, des essais de bains et de douches qui ont donné les résultats les plus satisfaisans. Les douches et les bains ferro-manganésiens ont rapidement pris une telle faveur, que les baignoires et la piscine chauffée à la vapeur qu'on a installées suffisent à peine à l'affluence des malades qui s'y rendent. Ce mode d'administration des Eaux est le complément indispensable de l'usage de celles qui, prises en boisson, sont à la fois purgatives et toniques, et exercent une puissante influence sur l'économie.

La Source-Bézelgues est presque abandonnée, quoique assez fortement minéralisée, et douée de vertus assez énergiques. La Source spéciale du Fraysse, infiniment moins minéralisée, n'est exploitée que depuis 1851.

Lorsque l'on chauffe les Eaux ferrugineuses, elles prennent, à une certaine température, une teinte légèrement rouillée qui provient de la décomposition des sels martiaux, et de la transformation d'une partie du sulfate de *protoxide* de fer, qui est soluble dans l'eau, en sulfate de *péroxide* qui ne l'est point, et y reste seulement en suspension. Renfermées dans des récipiens en bois, elles louchissent un peu, parce que le tannin du bois forme avec les sels martiaux du tannate de fer. Ce composé n'est autre chose que de l'encre, et ne présente guère d'autre inconvénient que le mauvais goût qu'il communique à l'Eau minérale.

La vallée de Cransac est parsemée de sources plus ou moins minéralisées par le *sulfate de fer péroxidé* que les mines renferment, associé à des composés arsénicaux. Il n'y a pas jusqu'à l'eau du ruisseau de l'Aune, qui contient des sels assez abondans pour tapisser son lit de dépôts ocracés. Mais la plupart de ces Eaux sont malfaisantes, nuisent à la végétation des plantes, et produisent des effets dangereux sur l'économie animale. MM. O. Henry et Poumarède les rangent avec raison parmi les Eaux toxiques : en effet, le sulfate insoluble de *péroxide* de fer est un sel toxique, tandis que le sulfate soluble de *protoxide* de fer est essentiellement fortifiant et assimilable. Il faut donc se tenir en garde contre les spéculateurs de contrebande qui cherchent à profiter du goût styptique de leurs mauvaises Eaux pour les livrer en fraude et au rabais au public comme Eaux minérales.

*Etuves sulfureuses naturelles.* — Les étuves sont des bains naturels de vapeur sulfureuse qui complètent l'ensemble des ressources thérapeutiques de l'établissement de Cransac. Elles sont placées dans le voisinage des feux souterrains, et sont produites par les émanations sulfureuses qui résultent de la combustion des schistes pyriteux et des autres couches minérales. Ce sont des excavations pratiquées dans le sein de la terre, où l'on a ménagé une boîte fumigatoire dans laquelle s'asseoit le malade, après quoi l'on ferme deux battans de trappe échancrés de manière à s'adapter autour du cou, et à ne laisser que la tête hors de l'étuve. Une cellule en bois peint ou un petit bâtiment abrite chaque étuve. On y amène en chaise à porteurs les malades qui le demandent ; les autres s'y rendent à pied, munis de manteaux et de couvertures, dont ils ont soin de s'envelopper entièrement au sortir de l'étuve, pour ne pas en perdre le bénéfice, dans le court trajet qui les sépare de leur lit tout préparé pour les recevoir. Leur accoutrement, quelquefois bizarre, mais nécessaire, les fait ressembler à des revenans, et étonne par sa singularité.

Un ingénieur distingué, M. Guillemin, après avoir remarqué qu'il se dépose beaucoup de soufre sublimé sur les parois des étuves, a procédé à l'analyse des terrains où elles se trouvent. Cette analyse lui a donné le résultat suivant :

Sulfate d'alumine neutre et sec.................... 36 54
— de péroxide de fer........................ 6 »
— de manganèse, traces...................... » »
— de magnésie.............................. 5 46
— de potasse............................... » 26
Acide sulfurique, excès.......................... » 48
Eau de cristallisation et humidité................ 45 40
Résidu terreux insoluble dans l'eau.............. 4 20

La température des étuves est de 32° à 48° centigrades. On en modère et on en gradue la chaleur au moyen d'une petite soupape, très utile surtout dans celles où le thermomètre s'élève au-dessus de 36 degrés. La température, dans chaque étuve, est à peu près constante et ne subit guère de variation que celle que produit la marche très lente des feux souterrains, de sorte que ce n'est qu'après un assez long usage que la chaleur abandonne certaines d'entre elles, par suite de l'éloignement du foyer intérieur. Lorsque ce cas se présente, l'on se voit obligé de les changer de place ou d'en pratiquer de nouvelles.

## CHAPITRE III.

### Action des Eaux prises en boisson, bains ou douches.

En combinant méthodiquement l'usage successif des Eaux et des étuves, l'emploi intérieur et extérieur des diverses sources, le praticien peut en obtenir les effets les plus variés et les plus satisfaisans. Au médecin seul appartient de fixer d'une manière rationnelle et judicieuse la dose et le mode d'administration des Eaux, et de désigner, selon le tempérament de chacun, selon la nature de l'affection qui lui est soumise, la source dont les principes sont les plus appropriés pour la combattre, et la quan-

tité qui convient. La diversité d'action de chacune des sources
constitue une richesse thérapeutique qu'on ne saurait trop apprécier ; mais elle impose à chaque malade l'obligation de s'éclai-
rer avec soin sur son état pathologique, et de rechercher, d'après
leur composition et leurs propriétés particulières, quelles sources lui seront le plus profitables et comment il doit en user. La
Source-Haute est plus nuisible qu'utile aux personnes d'un tempérament sanguin et pléthorique, comme aussi la Source-Basse
ne remplirait pas complètement le but que recherchent les personnes débilitées ou anémiques. Un fait unique peut-être dans
les annales de l'hydrologie médicale, se présente à Cransac :
deux sources minéralisées presqu'au même degré, contenant
l'une et l'autre les mêmes principes minéralisateurs, ont cependant une action et des propriétés opposées. Les sels laxatifs
l'emportent de beaucoup dans l'une, tandis que dans l'autre ce
sont les élémens astringens et toniques.

### Source-Basse.

La *Source-Basse*, magnésio-calcaire, est purgative et tonique
à la fois. Elle contient une forte proportion de sels purgatifs,
quelques sels toniques, et donne à son écoulement environ trois
litres par minute, ce qui fait plus de 4,000 litres en vingt-quatre
heures. Comme l'a fort bien dit M. Murat : « Bue par verres,
à la dose de deux ou trois litres, durant les premières heures de
la matinée, l'Eau de la Source-Douce produit sur l'estomac une
légère excitation : le cours des urines est augmenté ; au bout de
peu de jours, l'appétit devient plus vif, la digestion plus
facile, plus prompte, le pouls plus fort : toutes les fonctions
s'exécutent avec plus de régularité, et l'on éprouve un sentiment de bien-être, d'agilité, que l'on ne ressentait point auparavant. » Exerçant sur la muqueuse intestinale une stimulation
qui peut se continuer plusieurs jours consécutifs, elle peut ainsi
activer, rétablir les sécrétions qui ont subi un dérangement et
opérer une puissante révulsion. De là viennent les succès con-
stans que l'on en obtient contre les affections bilieuses, l'embarras gastrique, les obstructions, l'ictère, les dyspepsies, les

gastralgies chroniques, la constipation, le spleen, l'hypochondrie, les vers intestinaux, le tænia en particulier, et surtout dans les cas d'engorgement du foie ou de la rate , suite ou complication des fièvres intermittentes. Elle n'est pas moins utile pour déplacer le siége de certaines irritations chroniques , et c'est principalement à cause de cette action dérivative que l'on voit tous les ans des rhumatismes invétérés , quelquefois goutteux , des hémiplégies , des paralysies partielles, des migraines opiniâtres, des névralgies sciatiques ou autres , qui ont résisté aux traitemens les plus rationnels , céder au bout de quelques jours de son emploi. Les sujets atteints de rhumatisme ou de névralgie chroniques ont, la plupart du temps, besoin de prendre quelques étuves après la boisson des Eaux , pour rendre leur guérison ou leur soulagement aussi complets que possible. Afin de combattre plus avantageusement les accès de fièvre qui se sont montrés rebelles aux médications ordinaires , j'ai l'habitude de combiner l'usage de la Source-Haute avec celui de la Source-Basse.

Celle-ci jouit d'une faveur et d'une popularité justement méritées : elle est la boisson de la grande majorité des malades, et il s'en expédie annuellement au-dehors plus de cinquante mille litres. Prise avec modération , elle purge sans affaiblir et ranime l'appétit. Douée d'un goût légèrement amarescent, elle n'est cependant pas désagréable à boire et inspire moins de répugnance que les autres Eaux salines et surtout que les Eaux sulfureuses. La dose varie depuis six jusqu'à 12 et même quelquefois 15 verres, selon les tempéramens , et la durée du traitement , de huit à quinze jours, selon la gravité ou l'ancienneté de la maladie. Un jour de repos ou de suspension, au bout de six ou sept jours de cette boisson, est très utile pour éviter de fatiguer l'estomac. Chez quelques personnes , cette source ne produit au début qu'un effet diurétique, et un adjuvant devient nécessaire pour hâter son effet purgatif. Dans ces cas exceptionnels , je fais associer, pendant un ou deux jours, aux premiers verres d'Eau, un évacuant plus ou moins actif, afin d'exciter les intestins paresseux et de préparer les voies à l'action bienfaisante de l'Eau minérale. La Source-Basse est administrée communément à dose beaucoup plus considérable que la Source-Haute.

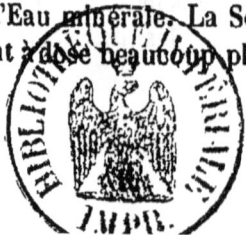

2

## Source-Haute.

La *Source-Haute*, appelée aussi Source-Forte, ferro-manganésienne, est astringente et tonique. Comme je l'ai énoncé, elle
est douée des mêmes élémens minéralisateurs que la Source-
Basse ; mais les principes toniques et astringens prédominent
considérablement dans ses Eaux sur les sels laxatifs qu'elle ne
contient qu'en faible proportion. Elle est moins abondante que
la précédente. « Bue à la dose de 3 ou 4 verres tous les
matins, elle rend l'appétit plus vif, active la digestion ; par son
usage, les selles deviennent plus rares, plus consistantes ; s'il
existait quelque écoulement hémorrhagique sans fièvre, on le
voit diminuer peu-à-peu ; le pouls devient plus fort, plus fréquent, quelquefois même fébrile chez les personnes douées d'un
tempérament très irritable. Continuée durant un temps suffisant, l'Eau de la Source-Forte donne à toutes les fonctions un
nouveau rhythme ; la nutrition se fait mieux ; les fluides sécrétés
en trop grande quantité diminuent de jour en jour et sont mieux
élaborés ; les chairs prennent plus de consistance ; le teint
devient plus frais, plus coloré, on se sent plus fort, plus dispos :
tout annonce que l'organisme a reçu une forte excitation. »
Eminemment réparatrice, elle donne au sang appauvri la
richesse qui lui manque : elle convient surtout dans les affections
utérines asthéniques, les accidens hystériques, les hémorrhagies
passives, l'aménorrhée, la leucorrhée, la chlorose, pour combattre ces tiraillemens d'estomac qui accompagnent le plus souvent chez les femmes les pertes blanches, dans tous les cas enfin
où les préparations martiales se sont montrées insuffisantes ou
inefficaces. Dépurative, elle modifie l'état général de l'organisme, et est opposée avec succès aux affections scrofuleuses,
scorbutiques, à certaines maladies cutanées accompagnées de
débilité, et même à quelques-unes de ces affections mal caracté-
risées que souvent le médecin et le malade sont tentés d'attribuer
à de vieux restes de syphilis incomplètement guérie plutôt
qu'au vice scrofuleux. Astringentes et toniques, ces Eaux
guérissent les anciens écoulemens, les gonorrhées persistantes,

les diarrhées séreuses ou anémiques et les cachexies muqueuses en général. L'expérience a prouvé qu'elles sont un puissant prophylactique quand règnent les épidémies de dysenterie : il est fort probable qu'elles n'auraient pas moins d'efficacité contre le choléra, où la première indication à remplir est d'arrêter la diarrhée dès qu'elle survient. Ce fléau dévastateur n'a jamais encore pénétré dans nos climats où l'air est si pur et si sain. La boisson de l'Eau de la Source-Haute doit être limitée à 3 ou 4 verres par jour et continuée quelques semaines. Bue à la dose de plusieurs litres, elle purge *par indigestion*, fatigue les voies digestives et congestionne la plupart des organes, inconvéniens qu'il faut soigneusement éviter. Employée en lotions extérieures, elle raffermit les tissus et modifie singulièrement les ulcères atoniques, variqueux, scorbutiques, stationnaires, auxquels elle rend peu-à-peu la vitalité qui leur manque pour marcher vers la cicatrisation.

### Bains et Douches.

Seule employée jusqu'à ce jour en bains et en douches, la Source-Haute m'a donné, par ce mode d'administration, des résultats inespérés. Dans un grand nombre d'affections cutanées, de maladies chroniques du cerveau et de la moelle épinière, dans beaucoup de cas de rachitisme, d'asthénie générale, de faiblesse du système musculaire, de délabrement des organes idiopathique ou provenant d'excès, de scrofules de tout genre, de convalescences trop lentes, d'affections hystériques et nerveuses, j'ai obtenu d'excellens effets de l'emploi simultané de la Source-Haute en boisson, en bains et en douches à température progressivement décroissante. Les enfans chétifs, dont la frêle organisation ne se développe qu'avec une lenteur désespérante ; les jeunes filles atteintes d'aménorrhée accompagnée d'un état de langueur, les personnes fatiguées, *usées*, comme l'on dit, par les excès ou par les labeurs, retrouvent en peu de temps une vigueur, une énergie toutes nouvelles. Un léger picotement à la peau suit l'usage des bains ferro-manganésiens, et résulte de l'absorption cutanée. On comprend aisément que l'absorption, à

la fois interne et externe, d'élémens reconstituans aussi énergiques, doit rapidement modifier la composition du sang et
fortifier les individus les plus débilités. Nos bains peuvent,
à mon avis, dans bien des cas, remplacer avantageusement les
bains de mer. Il m'arrive souvent d'être consulté pour des jeunes
filles dont la première époque a paru au sortir d'un bain, ou
pour des femmes dont les époques ont avancé de huit ou dix
jours, sous la même influence. D'autres, épuisées par un allaitement trop prolongé ou par des fausses couches réitérées,
devenues ainsi presque anémiques, recouvrent en quelques
jours leur appétit, leur vigueur et leur fraîcheur. Pour obtenir
de ces bains toute la tonicité désirable, il faut les prendre aussi
peu chauds que possible. La moindre bronchite, ou toute autre
affection des voies respiratoires, s'opposent à leur usage.

Les douches réveillent la vitalité et amènent tout-à-coup une
circulation plus active sur les parties qu'elles touchent. Elles
excitent la contraction des fibres musculaires et sont d'un grand
secours pour la résolution des engorgemens glanduleux ou scrofuleux. Dirigées sur la colonne vertébrale et la région lombaire,
elles ont un effet fortifiant très remarquable, surtout si on les
prend peu chaudes au début et tout-à-fait froides au bout de
quelques minutes. Quoique prises à 15 ou 18 degrés, température bien inférieure à celle du corps humain, elles produisent
sur les points qu'elles touchent une excitation violente, suivie
d'une réaction presque fébrile et d'une sensation de vive chaleur
sur ces mêmes points. Loin d'en éprouver de la fatigue, on se
sent plus d'élan, plus de vigueur. Plusieurs sujets atteints de
myélite chronique, d'engourdissement dans les membres, se
sont parfaitement trouvés de ces douches sur l'épine dorsale. Le
même moyen a rapidement arrêté des pertes séminales, des pol-
lutions involontaires, qui désolaient et exténuaient les malades.
Il va sans dire que je prescris en même temps à ces derniers la
boisson des Eaux, qui n'ont pas seulement sur eux une action
tonique et fortifiante, mais encore un effet consécutif stimulant
et même quelquefois aphrodisiaque.

L'installation provisoire des bains à la Source-Haute impose
aux malades l'obligation de gravir un petit coteau. Il est vive-

ment à désirer que, selon le projet primitif, les Eaux de cette source soient amenées dans l'enclos du parc, où l'établissement balnéaire serait infiniment mieux placé. On pourrait y utiliser diverses sources dites toxiques, tenant en suspension d'énormes proportions de sulfate de fer péroxidé, qui découlent de plusieurs points de la montagne. L'Eau de ces sources, dont l'usage interne est dangereux, serait avantageusement employée à l'extérieur, en cas d'insuffisance de la Source-Forte, pour alimenter les baignoires, les douches et les piscines.

La *Source-Bézelgues* partage les propriétés de la Source-Basse Richard, mais elle les possède à un moindre degré : elle est moins purgative et plus diurétique. Le célèbre docteur Murat, l'un de mes prédécesseurs à l'inspection des Eaux, l'a préconisée pour combattre les affections calculeuses et le catarrhe des voies urinaires.

La *Source spéciale du Fraysse*, dont l'exploitation est autorisée seulement depuis 1851, conviendrait, d'après M. Patissier, aux individus irritables et à ceux dont les organes offrent quelque trace de phlegmasie un peu aiguë. Le rapport fait à l'Académie de médecine l'a considérée comme donnant des Eaux spéciales et distinctes de celles des anciennes sources, dont elles diffèrent par leur action thérapeutique. Il existe, en effet, de grandes différences, sous le rapport de la minéralisation et de l'énergie, entre cette source et les sources anciennes.

Telles sont les propriétés particulières des Eaux de nos quatre fontaines minérales ; mais il est des propriétés que l'on peut attribuer en général aux Eaux de Cransac, à un degré plus ou moins prononcé, quant à leurs effets thérapeutiques ou physiologiques. Elles purgent sûrement à de certaines doses, et opèrent ainsi une révulsion salutaire sur le tube intestinal. Elles m'ont été du plus grand secours pour traiter des fluxions habituelles du nez et de la lèvre supérieure, des angines chroniques avec exacerbations périodiques, des ophtalmies, des otorrhées ou otalgies accompagnées de surdité incomplète ; des irritations chroniques des organes génito-urinaires, des engourdissemens des membres, précurseurs de la paralysie, et surtout des accès intermittens, rebelles au quinquina et aux fébrifuges ordinaires. Douées d'une vertu régénératrice incontestable, elles accélèrent la marche des convalescences, fortifient rapidement les sujets affaiblis par des pertes de sang traumatiques ou passives, par des suppurations considérables provenant d'opérations subies ou d'abcès évacués. Les victimes de la guerre ou des fatigues du bivouac trouveraient à Cransac un prompt soulagement aux nombreuses douleurs qui les affligent, et y rétabliraient leur santé usée au service de l'Etat; l'armée française, que les fièvres intermittentes déciment annuellement dans certaines garnisons et surtout dans nos possessions africaines, rencontrerait là un agent spécifique des plus héroïques contre les fièvres paludéennes enracinées et contre les engorgemens viscéraux qui les accompagnent ordinairement. Il faut donc espérer que le vœu de la création d'un hôpital militaire à Cransac, si souvent émis par le Conseil-général de l'Aveyron, pourra un jour être exaucé, et que les défenseurs du pays viendront, eux aussi, puiser aux *sources de santé.*

## Effet physiologique des Eaux.

Les Eaux de Cransac augmentent notablement la sécrétion des urines, produisent une stimulation douce et directe de l'estomac, facilitent les digestions, accroissent l'appétit et les forces, donnent aux membres plus de vigueur, au corps plus d'agilité. Le pouls devient plus élevé, sans être plus fréquent : elles causent dans tout l'organisme une excitation modérée, agréable, dont les effets sont durables. Si les doses convenables sont dépassées, elles occasionnent un sentiment de pesanteur à l'estomac, provoquent le vomissement, des vertiges, des céphalalgies parfois assez intenses. Elles peuvent aussi produire des superpurgations violentes, et un affaiblissement proportionné à la surexcitation qui l'a précédé ; mais ces conséquences fâcheuses sont ordinairement de peu de durée. Il suffit de suspendre la boisson des Eaux pour calmer en peu de temps les symptômes défavorables, et, après un court repos, on peut sans inconvénient la reprendre, pourvu que ce soit à des doses proportionnées au tempérament et aux forces de l'individu. Certains sujets ne peuvent supporter ces Eaux que mélangées avec du lait, de l'eau gommée, du petit-lait, du bouillon de poulet ou de veau.

Leur action révulsive sur la muqueuse des voies digestives, qui exerce une influence si puissante sur toute l'économie, les rend éminemment utiles dans une multitude d'affections apy-rétiques, où l'indication principale consiste à imprimer une se-cousse sans causer un trop grand ébranlement. Elles conviennent dans tous les cas où il s'agit de purger sans affaiblir, et surtout de déplacer le siége d'une irritation chronique par une dérivation puissante, mais douce et tempérée, et que l'on peut graduer et modifier à volonté. Elles sont avantageuses pour débarrasser le tube intestinal des obstructions et des matières bilieuses, et pour opérer une dérivation le plus souvent victorieuse des rhumatismes musculaires et goutteux, principalement de ceux qui envahissent la membrane musculeuse de l'estomac et des intestins. Les malades qui les boivent avec prudence et à des doses progressive-ment croissantes et proportionnées à leur état, sont doucement évacués, et sentent renaître peu-à-peu leur appétit, leurs forces et leur gaîté. Leur estomac n'en est nullement fatigué, leurs excrétions et leurs sécrétions se rétablissent promptement à l'état normal, et ils ne tardent pas à éprouver un sentiment de bien-être général qui, le plus souvent, dépasse leurs espérances.

### Phénomènes particuliers.

Cependant il est des phénomènes que déterminent presque toutes les Eaux minérales, et dont je dois avertir mes lec-teurs. Pendant les premiers jours de la boisson des Eaux, il arrive quelquefois que les malades ressentent un peu de céphalalgie, de la somnolence, de la lassitude, une diminu-tion d'appétit, et voient se réveiller leurs douleurs momen-tanément assoupies. Ce sont là des effets dont il ne faut point s'alarmer, car ils se dissipent bientôt, surtout si une mé-dication appropriée vient en aide à l'action des Eaux, lorsque l'affection a ainsi repris un certain degré d'acuité qui prouve que les Eaux *travaillent* et agissent avec énergie sur l'organisation.

Il faut un peu de persévérance aux personnes qui entreprennent un traitement par les Eaux minérales : quelques résultats, en apparence défavorables, ne doivent pas les décourager. L'exaspération de leurs souffrances n'est jamais que momentanée, et ils sont certains d'obtenir, sinon immédiatement, du moins consécutivement, de bons effets de ce traitement, tout comme ceux qui n'éprouvent pas ces phénomènes, à moins qu'ils ne se trouvent dans un des cas nombreux où il y a contre-indication absolue à son emploi. Il est généralement admis que les Eaux minérales possèdent toutes une vertu directe, primitive, fonctionnelle, mais qu'en outre, elles ont une action indirecte, éloignée, spécifique, celles de Cransac en particulier, contre la diathèse rhumatismale et goutteuse. « La première de ces facultés, dit dans un excellent article le docteur Dupré, de Montpellier, provoque dans le système des mouvemens qui ne sont que l'exagération ou le rétablissement des fluxions physiologiques. De là une dérivation qui peut devenir critique et amener immédiatement la solution de plusieurs états morbides, bien qu'ils puissent s'effectuer avec tout leur développement sur un individu bien portant. La vertu secondaire des Eaux minérales est bien plus cachée, bien plus obscure, mais aussi plus importante et plus étendue dans ses résultats. Celle-ci, en modifiant lentement le système des forces, imprime aux actions vitales des directions meilleures, et améliore tacitement les liquides et les solides de l'organisation. Un grand nombre de malades se trouvent guéris plus ou moins long-temps après l'époque où ils ont cessé l'usage des Eaux minérales, et sont presque tout-à-coup surpris par la santé au moment où ils désespéraient de la voir revenir. » La connaissance de ces guérisons éloignées me détermine souvent à faire persister mes malades dans l'usage des Eaux pendant une ou plusieurs saisons, alors même qu'ils n'en obtiendraient primitivement que des améliorations peu notables, et j'ai eu fréquemment à me louer de les avoir encouragés à persévérer.

## Contre-indications.

Si une expérience personnelle déjà longue et les faits que, pendant plus d'un quart siècle, mon père ou moi avons observés à Cransac, m'ont suffisamment convaincu que nos Eaux *guérissent souvent, soulagent encore plus souvent et consolent toujours*, je ne prétends pas en faire cependant une panacée universelle, ni un remède *omnibus*. Aussi en proscrirai-je sévèrement l'usage aux personnes atteintes de bronchite aiguë, de phthisie, d'anévrisme, d'hydropisie, de gastrite ou d'entérite aiguë, d'inflammation des viscères, de suppurations internes, de maladies des voies respiratoires ou circulatoires qui ne sont point liées à un état d'anémie ou de chlorose, et généralement de toutes les lésions organiques internes à l'état d'acuité ou accompagnées de réaction fébrile. Les personnes pléthoriques, qui ont une prédisposition aux congestions cérébrales ou à l'apoplexie, ne se trouveront bien de la boisson des Eaux qu'après quelques évacuations sanguines préalablement pratiquées, et en apportant beaucoup de circonspection dans le choix des sources et le mode d'administration. Les femmes, pendant les règles ou la grossesse, devront sinon s'abstenir de prendre les Eaux, du moins en réduire la dose et en user avec les précautions convenables. Je ne saurais trop répéter qu'il est dangereux de prendre les Eaux de Cransac sans règle ni mesure : j'ai été témoin de cas, heureusement fort rares, où l'abus excessif et immodéré de leur boisson a coûté la vie à ses imprudens auteurs. Alibert cite aussi la mort d'un Auvergnat qui, ayant bu dix litres d'Eau minérale dans une matinée, fut victime de ce genre insolite d'intempérance. Ces événemens douloureux ne se représenteront plus, il faut l'espérer, et nos cliens comprendront que là où il existe des contre-indications à l'usage des Eaux, il est sage, nécessaire même de s'en abstenir ; qu'au contraire, dans les cas nombreux qui réclament leur bienfaisant secours, il faut en modérer la quantité selon l'âge, le sexe, le tempérament et les forces de l'individu, et diriger le traitement hydrologique d'une manière rationnelle et analogue aux indications que présente chaque maladie.

# CHAPITRE IV.

## Action physiologique et thérapeutique des étuves.

La température du corps se trouvant inférieure à celle des étuves, les vapeurs sulfureuses dont celles-ci sont remplies viennent tout d'abord se condenser sur la peau du malade qui croit le plus souvent à une sueur immédiate : mais en peu d'instans la peau se sèche, l'équilibre de température s'établit, et la sueur commence à ruisseler. Selon la susceptibilité particulière de chaque individu, les étuves se prennent plus ou moins chaudes, et il faut plus ou moins de temps pour obtenir une sueur abondante. Peu à peu le pouls s'accélère, la face se colore, les oreilles bourdonnent, et une soif intense accuse une forte excitation. Le séjour dans l'étuve, pour arriver à ce point, est communément de vingt minutes à une demi-heure. Le malade regagne ensuite son lit, où presque toujours la sueur se prolonge pendant plusieurs heures. Une boisson chaude lui est apportée pour calmer sa soif.

L'excitation produite par les étuves est tellement énergique, que difficilement l'on supporterait deux étuves en un jour. Plus difficilement encore l'économie pourrait tolérer l'usage des Eaux et des étuves dans la même journée : cette excitation alternative, portée coup sur coup sur la peau et sur la muqueuse intestinale, ne serait point sans un sérieux danger : il faut une nuit de repos entre chacune de ces médications.

Les bains et les douches ayant pour action de resserrer les tissus en les tonifiant, et par conséquent un effet inverse de celui des étuves qui les relâchent, il serait irrationnel d'alterner les bains avec les étuves. Ces dernières ne doivent se prendre qu'à la fin du traitement, tandis que les bains n'entravent nullement la boisson des Eaux. Les bains ferro-manganésiens ne m'ayant point donné de bons résultats dans les cas de rhumatisme ou de névralgie chroniques où j'en ai fait l'essai, j'y ai de suite renoncé pour ces sortes d'affections, où ils ne font, en général, qu'aggraver les douleurs sans profit pour le malade.

J'ai la conviction qu'il est imprudent de *mouiller* les parties atteintes de sciatique ou de douleurs rhumatismales à l'état chronique. Mais la transpiration abondante et répétée, produite par nos étuves sulfureuses, amène le plus souvent des résultats merveilleux dans les cas de rhumatisme chronique, soit articulaire, soit musculaire, de névralgie sciatique opiniâtre, de rétraction des muscles ou des tendons, de raideur ou d'engorgement des articulations, et même de tumeurs blanches indolentes. Plusieurs de mes cliens, atteints de lombago, se sont guéris par une seule étuve. Je conseille quelquefois des bains partiels d'étuves, lorsque, par exemple, un seul membre ou une partie du corps seulement se trouvent affectés. La boisson de l'Eau minérale n'est pas incompatible avec l'étuve partielle. Pour triompher plus aisément de la plupart de ces affections les malades se trouvent bien de faire, les jours d'étuve, le soir en se couchant, une friction avec un liniment dont la formule varie selon les cas. L'absorption du médicament est plus active par suite de la dilatation des pores de la peau consécutive aux étuves, après toutefois que la sueur a entièrement cessé.

Une certaine fatigue suit l'emploi de ces bains de vapeur naturels, et par suite de la déplétion qui s'opère, elle arrive bientôt à tel point que le sujet ne saurait les continuer sans inconvénient. Le traitement ordinaire varie de deux à six bains d'étuves. Les personnes qui se trouvent dans l'un des cas où l'usage des Eaux est contre-indiqué, doivent à plus forte raison s'abstenir des étuves, dont la violente excitation leur serait extrêmement funeste. Une étuve intempestive prise en 1853, contrairement à mon avis formel, par un sujet nerveux et valétudinaire, amena des accidens promptement mortels.

J'ai vu assez fréquemment l'obésité chez les sujets lymphatiques, et certaines affections herpétiques, psoriques ou dartreuses, très heureusement modifiées par les étuves de Cransac. Comme il arrive quelquefois que la perturbation apportée dans l'économie par les étuves amène un dérangement dans les fonctions digestives, on fera bien alors, après leur cessation, de boire un ou deux jours les Eaux de la Source-Basse pour ranimer l'appétit et faciliter les digestions.

# CHAPITRE V.

## Observations sur les effets curatifs des Eaux et Etuves de Cransac.

Mes lecteurs ne me sauront point mauvais gré de leur citer quelques observations des plus remarquables, parmi celles que je recueille chaque année, pour les consigner dans les rapports que j'adresse à l'Académie impériale de médecine. Le cadre de cet aperçu m'oblige à me restreindre. Je n'en citerai donc que quelques-unes, choisies parmi les affections les plus fréquentes chez les cliens habituels de l'établissement :

### I.

*Gastralgie chronique liée à une affection goutteuse fort grave. — Soulagement immédiat, suivi de guérison.*

M<sup>lle</sup> Ledoyen, sœur d'un célèbre restaurateur des Champs-Elysées de Paris, douée d'une constitution délicate et d'un tempérament nerveux, ressentit, à l'âge de trente ans, des douleurs vives à l'épigastre, un trouble profond des fonctions digestives et des vomissemens fréquens. La médication antiphlogistique, puis les antispasmodiques, et, enfin, l'acupuncture, furent vainement employés par nos confrères de Paris. Rien ne put triompher de cette affection gastrique qui, pendant douze ans, ne permit à M<sup>lle</sup> Ledoyen d'autres alimens que du lait et quelques échaudés. Alors survint une complication : de vives souffrances et une tuméfaction goutteuse envahirent toutes les petites articulations, principalement celles des mains. Aussitôt les symptômes gastriques cessèrent, l'appétit reparut et la digestion put s'effectuer. Mais dès la disparition des accès goutteux, la gastralgie renaissait avec plus d'intensité que jamais, et la malade ne trouvait de soulagement que dans l'application d'un sinapisme à l'épigastre. Ces alternatives de goutte et de gastralgie duraient depuis long-temps, lorsqu'en 1845, M<sup>lle</sup> Ledoyen vint demander les conseils de mon père et les miens. Nous lui prescrivîmes l'application d'un écusson de thériaque au creux de l'estomac, et l'Eau de Cransac à la dose de 4 verres pendant vingt jours. Elle s'en trouva si bien qu'elle put user impunément de toute espèce d'alimens, et que ses doigts indolens reprirent leur mouvement, à l'exception d'un peu de gêne causée par les nodosités, qui demeurèrent stationnaires. De retour à Paris, elle se livra, dans l'hiver de 1846, à des occupations excessives qui altérèrent de nouveau sa santé et ramenèrent les symptômes précédemment observés. Notre cliente revint fidèlement, en juillet 1846, boire les Eaux de Cransac pendant vingt jours, et le succès de ce traitement fut si rapide qu'elle crut devoir, pour mieux consolider sa guérison, les prendre encore en septembre. Le rétablissement de M^lle Ledoyen ne s'est pas démenti jusqu'en 1848, où les Eaux de Cransac, quoique prises à Paris, ont promptement amendé les symptômes défavorables. Depuis cette époque, j'ai eu fréquemment des nouvelles de M^lle Ledoyen, dont la santé est aujourd'hui satisfaisante.

## II.

### *Rhumatisme articulaire chronique fort grave. — Guérison rapide.*

Le sieur Théron, cultivateur à Cabrerets (Lot), âgé de soixante ans, tempérament bilieux, bien constitué, était atteint depuis sept ans d'un rhumatisme chronique qui avait successivement envahi et tuméfié toutes ses articulations. Son corps était émacié, et il se traînait au moyen de béquilles avec beaucoup de peine et de douleur. D'après le conseil de M. le docteur Célières, de Cahors, il vint à Cransac en août 1851. La Source-Basse lui fut administrée en boisson à la dose progressive de 6 à 12 verres par jour, pendant dix jours ; il fut doucement évacué, son appétit reparut, ses douleurs diminuèrent, et la progression devint de jour en jour moins pénible. Je prescrivis cinq étuves successives, qui firent énormément suer le malade ; mais chaque jour le gonflement des articulations diminuait, et les mouvemens devenaient plus libres. Enfin, Théron jeta ses béquilles et vint me voir en s'aidant seulement d'une canne. Peu après, il reprenait ses occupations chez lui, où je l'ai revu dispos et rajeuni par les Eaux de nos sources, qui ont été pour lui celles de Jouvence.

## III.

### *Chloro-anémie très ancienne. — Guérison.*

M^me Ségala, marchande à Gramat (Lot), âgée de trente-sept ans, tempérament lymphatique, constitution faible, avait vu, depuis sept ans, ses menstrues se supprimer, et sa santé décliner de jour en jour. Les traitemens les plus appropriés furent vainement mis en usage pour combattre l'aménorrhée, et les préparations martiales échouèrent contre une anémie portée au plus haut degré. Lorsque, en 1849, M^me Ségala vint dans mon cabinet, je demeurai frappé de la décoloration complète de sa peau et de son amaigrissement profond. Elle éprouvait des palpitations, de l'essoufflement, de la dépravation dans le goût, et des tintemens d'oreilles. Le souffle carotidien était très prononcé. Craignant que la malade ne pût supporter la boisson de l'Eau minérale pure, je prescrivis la Source-Haute, coupée avec du sirop de gomme, à la dose de 3 verres. Après quelques jours, cette dose fut graduellement élevée à 6 verres sans inconvénient, et l'appétit ainsi que les forces augmentaient à vue d'œil. Le traitement par les bains ferro-manganésiens et par les Eaux fut poursuivi pendant vingt jours, au bout desquels M<sup>me</sup> Ségala, qui avait vu ses mois reparaître, ses joues se colorer, sa vigueur renaître, repartit dans un état méconnaissable qui surprit tous ceux qui l'avaient remarquée naguères et la malade elle-même, dont j'ai eu depuis de bonnes nouvelles.

## IV.

### *Hémorrhagie utérine ou Métrorrhagie. — Leucorrhée.*

M<sup>me</sup> ***, des environs de Fumel (Lot-et-Garonne), âgée de trente ans, bien constituée, tempérament lymphatico-nerveux, mère de deux enfans, âgés l'un de sept, l'autre de cinq ans, était, depuis trois ans, atteinte d'un écoulement hémorrhagique utérin qui revenait sans ordre ni mesure. La perte rouge était précédée et suivie de pertes blanches tout aussi abondantes. Après avoir infructueusement essayé divers traitemens, cette dame consulta le docteur Demeaux, de Puy-l'Evêque, qui la détermina à se rendre à Cransac en juillet 1850. Son état général était bien triste à son arrivée : la digestion s'opérait mal, la nutrition encore pire, la maigreur et la faiblesse étaient considérables. Le moindre exercice amenait de violentes palpitations, de l'essoufflement et redoublait la perte sanguine. Je fis prendre à la malade d'abord 2, puis 3 et même 4 verres par jour de la Source-Haute, coupée avec du lait pendant les premiers jours seulement. Elle prit, en outre, un bain ferro-manganésien tous les deux jours, à une température aussi basse qu'elle pût la supporter. Sous l'influence de cette médication, l'écoulement leucorrhéique disparut bientôt et l'appareil digestif reprit son énergie. Une époque menstruelle survint et cessa au bout de cinq jours pour ne reparaître que le mois suivant. La promenade devint facile et agréable à cette dame, que la reconnaissance aurait ramenée l'année suivante si les soins et l'allaitement qu'elle donnait à un nouveau-né ne l'en eussent empêchée.

## V.

### *Hémiplégie.*

M. B......, de Bordeaux, âgé de cinquante ans, fut en 1847 frappé d'apoplexie, suivie d'hémiplégie complète du côté gauche. Les émissions sanguines, les révulsifs intérieurs et extérieurs permirent quelques mouvemens aux membres du côté paralysé. M. B...... vint à Cransac en 1848, pouvant à peine se traîner, et accusant dans les membres gauches une faiblesse et une inertie extrêmes ; la face était très déviée. Le malade but les Eaux de la Source-Basse à la dose de 2 ou 3 litres pendant dix-huit jours, et eut soin de se donner un jour de repos chaque semaine. Un cautère à la nuque et un liniment stimulant secondèrent le traitement, qui amena une amélioration sensible. L'année suivante, le malade est revenu dans un état

très passable. A peine sa jambe gauche fauchait-elle encore un peu, et il
avait en partie repris l'usage de son bras. Les bains et les douches que ce
malade essaya en 1849 et aussi en 1850 ont complété une guérison qui
s'est confirmée.

## VI.

### *Hémorrhagies nasales immodérées. — Amaigrissement excessif. — Otalgie. — Surdité.*

Un médecin de mes amis a suivi sur lui-même, pendant plusieurs
années, la marche des symptômes suivans que les eaux de Cransac ont,
comme on le verra, victorieusement combattus. Mettant en pratique cet ancien adage : *Nosce teipsum*, l'observateur était juge dans sa propre cause et
entièrement identifié avec le sujet de son observation. Doué d'une constitution faible et d'un tempérament lymphatique, il alla à Paris en 1836, âgé de
dix-sept ans, pour étudier la médecine. Une maigreur extrême et une crois-
sance subite inspirèrent à sa famille des craintes sérieuses sur son compte.
Un régime fortifiant et un traitement analeptique lui furent prescrits par le
professeur Blandin dont il était préparateur et élève particulier. D'après le
conseil de cet excellent maître, il se rendit à Bagnères de Bigorre, et parcou-
rut successivement Saint-Sauveur, Barèges et Cauterets. Ces célèbres Eaux
thermales furent plutôt pour lui un sujet d'étude et de curiosité scientifique qu'un moyen thérapeutique pour sa frêle santé, qui n'en retira guère
d'autres résultats qu'une assez forte surexcitation. De fréquentes hémorrhagies nasales, qui duraient quelquefois plusieurs heures avec une abondance
extrême, l'alarmèrent un peu. Il se rendit alors à Cransac ; mon père lui fit
prendre pendant un mois et chaque matin 3 ou 4 verres de la Source-Haute et
ordonna des inspirations du même liquide dans les narines. Les épistaxis s'ar-
rêtèrent, mais les palpitations de cœur persistaient, et, jointes à la faiblesse
de sa constitution, elles le firent exempter du service militaire. Des bains de
rivière lui furent prescrits, et s'ils achevèrent l'œuvre de la Source-Haute, en
fortifiant sa constitution, ils occasionnèrent une otite aiguë, à laquelle suc-
céda une irritation chronique du conduit auditif accompagnée d'une surdité
considérable. Cette infirmité l'avait jeté dans un profond découragement. Sa
seule espérance et son seul recours furent les Eaux de Cransac, qu'il prit
durant quinze jours en août, et pendant quinze autres jours en septembre 1843. Cette fois, ce fut la Source-Basse qui fit les frais du traitement,
à la suite duquel non-seulement le mal qui avait tant affligé le docteur disparut complètement, mais encore de débile qu'elle était, sa santé devint ro-
buste, peu sensible aux fatigues si pénibles et si multipliées de notre labo-
rieuse profession, telle enfin qu'il en demande tous les jours à Dieu et tous
les ans aux Eaux de Cransac la conservation.

# VII.

## *Affection bilieuse : Ictère. — Anorexie. — Asthénie générale.*

M. de R....., des environs de Ribérac (Dordogne), âgé de vingt et un ans, vint à Cransac, en 1849, pour s'y guérir d'une jaunisse que, depuis plusieurs mois, rien n'avait pu faire disparaître. Son appétit était presque nul, ses forces épuisées, la couleur de sa peau jaune sur tout le corps. La Source-Basse lui fut prescrite d'abord à la dose de deux verres, avec augmentation graduelle, au fur et à mesure que l'estomac reprenait ses fonctions, ce qui fut immédiat. Au bout de quatre ou cinq jours, M. de R..... était étonné de son appétit, et voyait avec bonheur la teinte jaune disparaître de sa peau et de ses yeux. Deux verres de la Source-Haute durent alors terminer sa ration chaque matin, et au bout de vingt jours, il partit pour son pays, complètement métamorphosé. J'ai appris depuis que M. de R..... est toujours plein de santé et de jeunesse.

# VIII.

## *Fièvre intermittente rebelle consécutive à une fièvre pernicieuse. — Engorgement des viscères.*

M. de Serrurier, propriétaire, non loin de Moissac (Tarn-et-Garonne), atteint de fièvre-tierce en 1841, avait arrêté ses accès au moyen des Eaux de Cransac. Ayant eu en 1850 des accès pernicieux, on les combattit par le sulfate de quinine ; mais de temps en temps les accès primitifs reparaissaient. Le malade était très affaibli, avait de l'empâtement et de la douleur dans les deux hypochondres, les jambes infiltrées et l'appétit nul, lorsqu'en août 1850, il revint à Cransac. Sa figure était si défaite et son état général si grave, que j'osais à peine lui laisser essayer nos Eaux dans lesquelles il avait la plus grande confiance. La Source-Basse, chauffée et mitigée, fut supportée à la dose d'un demi-litre ; mais le malade ayant voulu dépasser la dose prescrite, fut obligé de la suspendre. Dès le second jour, les accès avaient diminué d'intensité ; mais le quatrième jour, il en survint un très violent causé par une indigestion d'Eau. Reprises à petites doses, les Eaux, avant le douzième jour, avaient arrêté les accès, et, au bout de dix-huit jours, le malade rentra chez lui, exempt de fièvre, beaucoup plus dispos, et prêt à en continuer la boisson pendant un mois. L'année suivante, il vint encore à Cransac; mais cette fois méconnaissable, ayant bonne mine et bon appétit, le foie et la rate réduits à leur volume normal, et le malade se félicitant, comme il le disait, d'avoir été ressuscité par nos Eaux minérales.

# IX.

## *Névralgie sciatique.*

M. Raulhac, tanneur à La Mouline, près de Rodez, fut atteint, en janvier 1853, d'une névralgie sciatique des plus douloureuses. J'employai d'abord les antiphlogistiques, puis les révulsifs, les applications de morphine et de chloroforme, la térébenthine et la feuille de frêne à l'intérieur, Ce traitement amenda les symptômes, mais ne les guérit pas. Le malade boîtait toujours, et les douleurs se ranimaient fréquemment. Ma promesse d'achever la guérison à Cransac fit patienter le malade qui, en juillet 1853, a pris dix jours l'Eau de la Source-Basse, à la dose de 2 à 3 litres, et puis quatre étuves qui ont complètement supprimé ses douleurs. Je vois souvent M. Raulhac qui n'a plus de son mal que le souvenir.

## X.

### *Rhumatismes goutteux. — Obésité énorme.*

MM. Marchal, âgé de soixante ans, ancien notaire à Cayenne, domicilié à Mirecourt (Vosges), et Lefèvre, âgé de trente-sept ans, notaire à Saint-Ricquier (Somme), vinrent l'un et l'autre à Cransac, en 1849, pour s'y traiter d'un rhumatisme goutteux et d'une obésité presque monstrueuse. Ces affections rendaient la marche pour ces malades extrêmement pénible et presque impossible. Je prescrivis à chacun d'eux 10 à 12 verres de la Source-Basse pendant huit jours, et comme leur tempérament était lymphatique plutôt que sanguin, j'autorisai l'usage des étuves où je les accompagnai moi-même. Il leur fut très salutaire : après cinq étuves, ces malades reprirent la boisson des Eaux pendant huit autres matinées, et ils allaient chaque jour se promener dans le parc avec une facilité depuis long-temps inconnue pour eux. Ils terminèrent leur traitement par quatre nouvelles étuves ou *tours de broche*, selon leur expression, et, à leur départ, il fut constaté que M. Marchal avait perdu 10 et M. Lefèvre 12 kilogrammes de leur poids.

## XI. .

### *Atonie générale du système musculaire. — Aménorrhée.*

Mlle ***, des environs de Montauban, âgée de vingt-trois ans, arriva à Cransac, en 1852, dans un état de langueur et d'atonie qui datait de près de trois années. Lymphatique au dernier point, elle accusait une sensation de douleur ou plutôt de fatigue dans les régions cervico-spinale et lombaire, et un défaut complet d'énergie qui se compliquait souvent d'accidens nerveux. La menstruation, qui ne s'était établie qu'à dix-huit ans, avait peu à peu diminué et enfin cessé entièrement. Lasse des diverses médications auxquelles elle avait été soumise, elle se décida à essayer de nos Eaux et de nos bains ferro-manganésiens. Après avoir ranimé l'appétit par l'emploi modéré de la Source-Basse, j'ordonnai 4 verres tous les matins de la Source-Haute et un bain à 25 degrés tous les deux jours. La douche sur la colonne vertébrale fut employée trois fois. De jour en jour, la malade se sentait moins abattue et elle acquit progressivement, pendant vingt-quatre jours que dura son séjour, une vigueur, une énergie, une santé tout-à-fait inespérées. Ses menstrues apparurent après le cinquième bain, et M^lle *** reprit le chemin de Montauban, ne trouvant pas d'expressions assez élogieuses pour notre établissement.

## XII.

### *Constipation. — Embarras gastrique. — Rhumatisme goutteux.*

M. l'abbé Bos, chanoine à la cathédrale de Bordeaux, éprouvait tous les ans, au commencement des chaleurs, une perte d'appétit, avec sentiment de pesanteur à l'épigastre et dégoût général pour les alimens. La bouche était pâteuse, les digestions pénibles et difficiles, la constipation opiniâtre. M. Bos contracta l'habitude de venir tous les ans à Cransac boire, pendant douze à quinze jours, les Eaux de la Source-Basse, qui rétablissaient immédiatement ses fonctions digestives et lui rendaient son appétit. Lorsque M. Bos parvint à l'âge de soixante-cinq ans, des douleurs de rhumatisme dans les membres inférieurs et de véritables accès de goutte vinrent compliquer son indisposition habituelle : le malade pensa avec raison que les Eaux de Cransac soulageraient ses douleurs, et, en effet, son attente ne fut pas trompée. Quoiqu'il y ait eu quelques récidives, elles ont toujours été vaincues par la boisson de nos Eaux, et M. l'abbé Bos, qui est venu en 1853 à Cransac pour la trente-cinquième fois, était considéré comme le Nestor de l'établissement, où tout le monde se souvient des qualités aimables de ce bon vieillard, qui vient de mourir à Bordeaux, âgé de soixante-quinze ans.

Je borne là mes citations, de crainte de fatiguer la bienveillante attention de mes lecteurs, et malgré le désir que j'aurais de mettre sous leurs yeux des exemples de chacune des affections qui ont été guéries ou soulagées par nos Eaux et nos étuves. Je leur aurais montré des malades que la première partie du traitement a suffisamment guéris pour les dispenser de la seconde. Ainsi, il arrive fréquemment que des personnes viennent à Cransac exclusivement pour prendre des étuves. La plupart accusent, en outre de leur affection principale, des symptômes d'embarras gastro-intestinal ; mais en supposant même que les fonctions de l'estomac ne soient point altérées, il est toujours bon de se préparer à l'action des étuves par une évacuation, à la révulsion énergique qui doit s'opérer à la peau par une dérivation préalable sur le tube digestif. L'expérience de tous les jours démontre que celle-ci est la plus essentielle et suffit souvent pour la guérison. J'engage donc nos rhumatisans, nos goutteux, etc. , à débuter par la boisson des Eaux , puisque, dans bien des cas , elle triomphe seule de la maladie. Elle doit toujours accompagner le traitement par les bains et précéder le traitement par les étuves.

## CHAPITRE VI.

### Conseils aux étrangers pendant leur séjour à Cransac.

A tous ceux qui prennent les Eaux, je donne le conseil de faire le matin leur principal repas et de se borner le soir à une alimentation légère. Les diverses fonctions s'exécuteront mieux et l'action des Eaux sera plus efficace. On doit se coucher tôt et se lever de bonne heure, afin que la digestion de l'Eau minérale, qui se prend par verres tous les quarts d'heure, ait le temps de s'effectuer complètement avant le déjeûner qui a lieu à onze heures. Quelques personnes recueillent la veille, à la source qui leur est indiquée, une bouteille d'Eau qui passe la nuit dans leur chambre, afin de boire les premiers verres à une température moins froide que celle des bassins. Cette précaution ne peut qu'être approuvée. L'usage de la Source-Basse doit généralement précéder celui de la Source-Haute quand l'emploi des deux est prescrit simultanément. Quoique exclusivement tonique et reconstituante, la Source-Forte aide cependant à l'effet purgatif de la Source-Douce, lorsqu'on se borne à y prendre ses 2 ou 3 derniers verres. La dose des Eaux varie . comme je l'ai déjà dit , de 2 verres jusqu'à 3 et , exceptionnelle- ment, 4 litres. Les estomacs habitués à une alimentation grossière en supporteraient peut-être davantage, mais plutôt au détriment qu'au profit de leur santé. Peu de temps après le dernier verre d'Eau minérale, il faut prendre une boisson chaude, afin de stimuler la muqueuse gastrique et de favoriser la digestion des Eaux. L'on prend communément une tasse de bouillon léger, et rarement du thé ou une infusion de tilleul. Il est prudent de ne pas boire les Eaux, du moins à dose purgative, avant d'être reposé de la fatigue inséparable d'un voyage, surtout si l'on a passé la nuit en route. J'ai vu des personnes fortement incommodées pour ne pas avoir observé cette règle ; d'autres ont éprouvé les mêmes inconvéniens pour être allées aux étuves sans avoir auparavant débarrassé les voies digestives par un évacuant hydrologique ou officinal.

Ceux de nos malades dont les douleurs sont incessantes, les forces défaillantes et la constitution profondément altérée, doivent s'occuper fructueusement, dans le calme le plus complet du corps et de l'esprit, à utiliser les précieux moyens de guérison que leur offre Cransac ; mais il en est heureusement quelques-uns auxquels des souffrances amorties ou beaucoup moins sérieuses permettent les distractions et même quelques-unes de ces excursions si chères aux touristes. A ceux-ci je vais faire une prescription assez large pour qu'ils puissent en varier à leur gré l'application

Dans la matinée, pour faire mieux passer les Eaux, parcourez les alentours des fontaines, pénétrez dans ces belles prairies où murmurent des ruisseaux, gravissez lentement et sans fatigue les coteaux ombragés, jetez un coup d'œil sur les mines, les volcans, les chemins de fer et sur les tunnels qui mènent à la vallée de Combes, laquelle communique avec Decazeville par un autre tunnel, tous pratiqués à travers les montagnes dans de puissantes couches de houille, parois étincelantes de ces ténébreux souterrains. Procurez-vous ainsi par la promenade un appétit que vous pouvez agréablement satisfaire soit chez vous, soit à des tables d'hôte abondamment pourvues d'excellent mouton très renommé, de volaille, de poisson, de gibier et de fruits. Mais surtout ayez soin de ne pas trop perdre de vue la fumée des fourneaux culinaires qui chauffent à votre intention, de peur de vous entendre, au retour, affliger par un Vatel érudit de ce proverbe peu consolant : *Tardè venientibus ossa.*

## Excursions.

Le déjeûner, cet acte important du buveur d'Eau minérale, se trouvant confortablement accompli, il vous reste à dépenser la bonne moitié de votre journée. Vous ferez bien de l'employer pendant votre séjour à visiter successivement :

Le Montet, qui, vu le soir, offre l'image fidèle d'un cratère embrasé, d'un volcan en miniature; — les travaux d'art du chemin de fer Grand-Central, qui touche à Cransac et à Aubin; — l'usine à fer d'Aubin, son bassin, sa fonderie, ses machines à vapeur, etc.; — la ville d'Aubin et ses donjons massifs, qui semblent continuer vers le ciel les roches noirâtres sur lesquelles les assit, en l'an de J.-C. 195, leur fondateur Albinus, pour résister à l'empereur Septime-Sévère, contre lequel il s'était insurgé (Aubin a une jolie promenade publique, une belle place et une église remarquable); — Viviers, qui a des fabriques de poteries et de briques; — la verrerie de Penchot, sur les bords du Lot, à 10 kilomètres de Cransac; — Decazeville, où conduisent plusieurs routes dont la plus courte est la voie de fer qui rampe dans les tunnels; Decazeville, la métropole des usines métallurgiques de France, que nous avons vue s'élever, en 1829, dans une vallée solitaire, et se peupler peu à peu de ses six mille habitans. Plusieurs heures suffisent à peine pour examiner les forges, les fonderies, les hauts-fourneaux, les ateliers de fabrication des machines, la tôlerie, les laminoirs, la scierie des rails, les bassins, les bâtimens, qui sont d'une architecture élégante et hardie, et les machines à vapeur qui donnent la vie et le mouvement à cet immense établissement. — Si, dans une seule visite, vous n'avez pu suffisamment connaître Decazeville, vous aurez occasion d'y retourner, pour peu que vous soyez curieux d'aller explorer Livinhac, berceau du philosophe Laromiguière, et dont la plaine d'alluvion semble, par sa riche culture, une fraction de la Touraine, transportée sur la rive droite du Lot, rivière que l'on franchit, ainsi qu'à Agrès, au moyen de deux ponts suspendus sur fil de fer qu'on visite avec intérêt. — Enfin, ceux qui ne voudront rien omettre de ce qui a trait à l'industrie métallurgique se rendront aussi à Firmy, où sont les premières forges qui, en 1827, surgirent dans l'Aveyron.

Comme il est probable qu'après avoir satisfait votre curiosité relativement à cette bruyante industrie, vous rentrerez à Cransac heureux de vous retrouver loin des mugissemens de la vapeur, du choc des marteaux, du tumulte des ouvriers, de l'ardeur des fourneaux et du tapage incessant des rouliers, je ne ferai que vous indiquer les autres buts de promenades ou de courses que vous pourrez effectuer avant votre départ des Eaux.

Une jolie route vient de se construire de Cransac à Rignac, où deux foires, les 12 juin et 27 juillet, attirent beaucoup d'acheteurs de ce mouton gras et succulent qui forme la base de l'alimentation de la plupart des buveurs de Cransac. Rignac, petite ville bien bâtie, au milieu d'une riante campagne, est un point de passage et de commerce important. A mi-chemin, la route traverse Bournazel, qui possède un château dont la partie la plus moderne porte la date de 1543. C'est un des monumens les plus exquis de l'époque de la renaissance. Des arabesques correctes et variées y forment une riche ornementation, et l'on y visite, non sans effroi, les fameuses oubliettes de la féodalité, occupant le fond de tours épaisses et inébranlables. De l'excellent poisson se reproduit en abondance dans le superbe étang de Bournazel dont les alentours sont fort agréables. — Non loin de Rignac, Belcastel, dans une situation des plus sauvages, est dominé par un château féodal flanqué de tourelles et défendu par l'escarpement des rochers non moins que par ses donjons qui se mirent dans l'Aveyron. — Cependant le monument qui inspirera à l'archéologue ses émotions les plus vives, se trouve à près de 20 kilomètres de Cransac ; une route nouvelle le conduira dans la fertile vallée de Saint-Cyprien, célèbre par ses melons savoureux ; de là, s'enfonçant dans une gorge étroite, aride, désolée, au fond de laquelle coule dans l'ombre, semblable au Styx, la rivière du Dourdou, il apercevra tout-à-coup sur sa droite une déchirure de la montagne qui laisse voir un immense entonnoir sur le penchant duquel se trouve jeté Conques. Nul endroit n'était plus propice que cette thébaïde à la fondation d'un monastère. L'abbaye de Conques, enrichie de dons de toute espèce, était déjà dans un état très florissant avant le règne de Charlemagne. En l'an 900, une dame, ayant nom *Avierna*, donna les Eaux de Cransac à *Arlalde*, abbé-prélat de Conques. Il ne reste plus de cette splendide abbaye que de précieux débris et l'un des chefs-d'œuvre les plus achevés, les plus complets de l'architecture bysantine : c'est l'église abbatiale, aujourd'hui paroissiale, de Conques, construction romane du style le plus pur et le mieux caractérisé. Ce bel édifice date du onzième siècle. Après l'avoir classé au premier rang parmi les monumens historiques de France, le gouvernement a consacré à sa restauration des sommes considérables, et cette antique basilique excite, à juste titre, l'admiration de ses nombreux visiteurs, qui demandent aussi à voir les châsses, les reliquaires et la ceinture de sainte Foy qui, dit-on, procure une fécondité inouïe aux femmes qui gémissent de leur stérilité. J'ai vu souvent de nos jeunes clientes, aspirant aux douceurs d'une maternité trop tardive à leur gré, entreprendre le pélérinage de Conques et se féliciter quelquefois des résultats ! ! !

A ceux qui seraient tentés, après la saison des Eaux, de rentrer dans leurs foyers sans aller voir le chef-lieu du département, je vais tracer ce que Rodez offre d'intéressant, et leur itinéraire s'ils changent d'avis. En quittant Cransac, on laisse à droite Auzits et son église perchée sur une cime, comme un nid d'aigle ; on parcourt un riche pays de vignobles où, après Saint-Christophe et sa vieille tour capitulaire, on trouve Valady et son luxuriant territoire que traverse la route la plus courte pour gagner Rodez. Cependant, il se peut qu'on préfère passer à Marcillac, la cité des vignerons, qui se cache comme une coquette au fond d'une fertile vallée. De Marcillac, deux routes différentes se dirigent vers Rodez, où, dans peu de temps, doit aboutir le chemin de fer Grand-Central. L'une de ces routes suit les plateaux et passe auprès de l'immense et curieuse caverne de Bouche-Roland, à Solsac, l'autre se dirige par le délicieux vallon de Cougousse. Ici l'on a érigé, au moyen des souscriptions des habitans et des propriétaires dont les villas et les cottages s'élèvent aux alentours, une jolie chapelle dédiée à saint Denis, en mémoire de notre immortel compatriote, *Denis Affre*, l'archevêque-martyr aux barricades de juin 1848. Peu après, on trouve le Pont, où jaillissent des Eaux légèrement sulfureuses dont quelques personnes font usage, et Salles-la-Source avec ses trois châteaux, ses trois églises, ses eaux pétrifiantes, ses cascades, ses grottes, ses rians paysages et ses belles manufactures de lainages. Salles-la-Source est un des sites les plus remarquables du Midi de la France, et excite avec raison la surprise autant que l'admi-

ration des touristes. Après Salles, la route serpente entre deux
coteaux à pic dont les rochers affectent les formes les plus capri-
cieuses ; elle s'élève ensuite sur des plateaux calcaires qui recouvrent d'immenses gisemens de minérai de fer, et parvient
bientôt à Rodez.

Cette ville, bâtie au sommet d'une colline dont l'Aveyron con-
tourne le pied, est d'une apparence imposante, et quoique
d'une médiocre étendue, mérite de fixer l'attention du voyageur.
En outre de sa majestueuse cathédrale gothique, l'une des mer-
veilles du Midi, ornée de galeries à jour, de clochetons, de ro-
saces, et de sa magnifique tour d'où la vue plane au loin et
dont les sculptures et les festons entourent l'harmonieuse son-
nerie d'une élégante barrière, Rodez offre au visiteur un palais
de justice grandiose qui renferme un musée déjà riche en
tableaux, en médailles et en collections d'histoire naturelle et
d'antiquités ; un asile monumental pour les aliénés ; un dépôt
d'étalons de l'Etat, dans l'ancien enclos des Chartreux ; un
grand séminaire et des casernes exécutés sur de vastes plans ;
un lycée impérial, bâti par les jésuites ; le palais épiscopal ; l'antique manoir des comtes de Rodez et d'Armagnac, dont l'extérieur est fort curieux ; deux hôpitaux, plusieurs églises, deux
belles places, une ceinture de magnifiques boulevards et des
promenades dont l'horizon s'étend à 30 lieues. Un aqueduc de
construction romaine, dont la majeure partie est dans un très
bon état de conservation, est devenu l'objet d'une restauration
qui a pour but d'amener à Rodez des eaux potables qui surgis-
sent à 20 kilomètres de distance. Des fouilles récentes ont fait
retrouver à Rodez des restes précieux d'un immense amphi-
théâtre romain, dont la disposition rappelle celle des Arènes de
Nîmes.

Non loin de Rodez, au milieu d'une sombre forêt, sont debout
les magnifiques débris de l'abbaye de Bonnecombe, dans un des
sites les plus pittoresques que l'on puisse imaginer. Ces ruines
fantastiques présentent beaucoup d'intérêt à visiter, et occupent
une vaste étendue sur la rive du Viaur qu'on franchit sur le
pont du Diable, construction aussi hardie que gracieuse.

D'autre part, Villefranche, patrie d'Alibert, située au confluent de l'Aveyron et de l'Alzou, est entourée de ravissantes promenades. L'on y admire une magnifique chartreuse avec son cloître, et l'église principale, dont le portail est d'une grande beauté. Le château de Graves, qui est à proximité, vaut bien une visite. Villefranche doit à la douceur de son climat, à la fertilité de son sol, le privilége d'approvisionner de primeurs et de fruits savoureux les contrées qui l'avoisinent. Certaines de celles-ci, en échange, alimentent dans la saison son marché de truffes très parfumées et fort estimées des gourmets.

L'on voit par ce rapide aperçu que le Rouergue offre à explorer autre chose que ses établissemens métallurgiques, et que le voyageur, artiste ou amateur, peut y éprouver toutes les émotions que le pittoresque des sites, les phénomènes et les curiosités de la nature et de l'art peuvent procurer.

## CHAPITRE VII.

### Considérations générales.

*Hygiène.* — *Benè bibere, ac lœtari* : Boire l'Eau minérale à propos, avec discernement, et avoir le cœur gai : telle est l'inscription placée naguère sur le frontispice du cabinet du médecin-inspecteur à Vichy ; je ne saurais mieux faire que d'emprunter à mon collègue ce précepte salutaire pour en recommander la scrupuleuse observation aux valétudinaires qui se rendent à Cransac. Je veux aussi mettre sous leurs yeux quelques réflexions hygiéniques puisées dans le rapport présenté récemment par M. le docteur Patissier, au nom de la commission des Eaux minérales, à l'Académie impériale de médecine : « C'est surtout dans les maladies chroniques qu'un régime alimentaire bien ordonné est indispensable ; plus une Eau minérale est active, plus il est essentiel d'avoir égard au régime. Dans nos thermes, on se prévaut trop de l'efficacité de la médication, et pas assez des moyens nécessaires à la seconder. On y mange généralement trop ; les tables d'hôte sont la contradiction permanente des prescriptions de la médecine thermale : le cuisinier fait trop souvent oublier le médecin ; c'est le cas de rappeler le mot de cet ancien : *Plures gula quàm gladius occidit.* La meilleure règle de conduite consiste à être sobre , observer ce qui profite et fuir ce qui peut nuire : précepte aussi nécessaire aux malades qu'aux gens bien portans... Il faut choisir une époque propice pour aller prendre les Eaux ; une température froide et pluvieuse ne favorise pas les effets des Eaux minérales et contrarie surtout l'usage des bains et des étuves. » Le même rapport constate que, d'après le témoignage unanime des médecins-inspecteurs qui sont à la tête de nos cent quarante établissemens d'Eaux minérales ou de bains de mer, les guérisons consécutives sont partout la règle , et les guérisons immédiates l'exception. Il est vrai de dire toutefois, à la louange de Cransac, que les exceptions y sont fort nombreuses , et que beaucoup de succès n'y demeurent incomplets qu'à cause de la brièveté du traitement de la plupart des malades, dont le séjour moyen est de dix jours seulement. Pour ceux qui cherchent à remédier à de simples indispositions, accompagnées d'anorexie ou d'embarras gastrique , ce délai peut à la rigueur suffire ; mais il faudrait au moins le double de ce temps lorsqu'il s'agit d'affections graves et invétérées, pour obtenir des effets curatifs importans et durables.

*Saison des Eaux.* — La saison des Eaux dure ordinairement trois mois à Cransac , du 20 juin au 20 septembre , sans préjudice des malades isolés qui arrivent avant ou après ces époques. Pendant cet intervalle, 2,500 à 3,000 étrangers viennent successivement pour rétablir leur santé chancelante et pour chercher la fraîcheur dans nos montagnes. Nul lieu n'est , en effet , plus propice et plus agréable sous ce rapport : une belle nature, de magnifiques ombrages, des retraites silencieuses , des promenades variées et infinies sous un dôme de verdure, des routes qui rayonnent vers toutes les villes voisines , le passage du chemin de fer Grand-Central , tout contribue à faire de Cransac un séjour des plus fréquentés. La plus grande affluence a lieu dans les mois de juillet et d'août. Il est d'observation que l'Eau minérale devient un peu plus active après quelques mois de sécheresse , les principes minéralisateurs y étant plus concentrés. Dans les années pluvieuses, au contraire, le volume de l'Eau augmentant à son écoulement d'une manière assez sensible, la proportion des élémens minéraux subit une légère diminution. Quoi qu'il en soit, ces Eaux ont toujours une grande activité, et on peut les boire avec avantage en toute saison et dans tous les pays, si l'on a soin d'user des précautions convenables. La Source-Basse sera toujours avantageusement substituée à l'eau de Sedlitz et aux purgatifs officinaux, pour évacuer doucement et chasser les obstructions. Plusieurs de mes cliens, avec son aide, préviennent en tout temps des accès imminens de rhumatisme, de goutte atonique et des paralysies des membres indépendantes d'une lésion apoplectique. En hiver, comme en été, cette source conserve son caractère spécifique contre les diathèses rhumatismale et goutteuse, stimule avec vigueur la fibre musculaire qui a perdu sa force contractile, dissipe le spleen, la mélancolie, et enraie les accès intermittens. La Source-Haute est une composition martiale des plus efficaces et des plus commodes à administrer; on peut sans fatigue en continuer l'usage des mois entiers; j'en ai quelquefois prescrit la boisson aux repas en la faisant mêler au vin. C'est un remède qui a une supériorité incontestable sur les préparations reconstituantes les plus vantées, dans tous les cas morbides où il y a asthénie et où l'hématose est imparfaite.

*Améliorations.*—Nos appareils de bains sont insuffisans, et il est à désirer de voir bientôt sortir du provisoire une œuvre déjà si utile, quoique inachevée. La multiplication des baignoires et des douches, la création d'une nouvelle piscine, afin que chaque sexe en ait une distincte, et d'un *vaporarium*, telles sont les améliorations les plus urgentes à effectuer. Une source très minérale, qui coule avec abondance dans le pavillon de la Source-Basse, était autrefois fort employée et ne sert plus aujourd'hui qu'aux lavages. Elle pourrait alimenter cent bains par jour, et son adjonction à la Source-Haute et à celles qui proviennent des mines du voisinage, assurerait le service d'un système balnéaire des mieux gradués et des plus complets, moyennant un aménagement fait avec intelligence. Les boues ferrugineuses que déposent les Eaux des mines pourraient aussi donner d'excellens résultats dans une multitude d'affections cutanées et dans les formes variables de la scrofule, du rachitisme, etc.

M. le comte de Seraincourt, propriétaire des Eaux, a eu jusqu'à présent l'initiative de tous les progrès accomplis dans la contrée, et a constamment dépassé dans l'exécution les espérances qu'il avait fait naître : nul doute que dès que les circonstances le permettront, il ne donne à cette institution toute l'extension dont elle est susceptible, tous les développemens que méritent les vertus des *sources de santé*.

*Formation des Eaux minérales.* — L'étude géologique des diverses couches composant la montagne qui domine les sources, y fait reconnaître la présence de tous les sels retrouvés dans les Eaux par l'analyse chimique. Le volcan qui brûle au sommet doit être considéré comme le laboratoire principal où s'opère la minéralisation des Eaux ; celles-ci pénètrent à travers les schistes pyriteux qui leur abandonnent des élémens minéraux, les filtrent et leur donnent passage. Dans le trajet du volcan aux fontaines, on rencontre une succession de cuvettes étagées semblables à de petits cratères, résultant d'effondremens des terrains jadis en ignition sur ces points. L'Eau s'accumule dans ces cuvettes, pénètre dans les couches inférieures où elle se mêle avec l'Eau qui vient plus ou moins saturée du volcan, et arrive aux réservoirs intérieurs, d'où elle va couler dans les bassins, douée des qualités dont j'ai fait l'énumération.

*Gestion.* — Les sources de Cransac sont régies depuis dix ans, au nom de leur propriétaire, par un directeur, M. Th. de Longuiers, homme d'une bienveillance rare, et dont tous les baigneurs ou buveurs d'Eau minérale apprécient au premier abord les excellentes qualités. Il préside aux exportations et tient les différens registres d'inscription pour les Eaux, les bains, les douches, les étuves et les diverses comptabilités qui s'y rapportent. Il fait avec une urbanité parfaite les honneurs du salon de réunion, dans lequel ont lieu, tous les ans, quelques fêtes où se rendent les personnes qui aiment la danse et la musique. Un règlement, pour assurer l'ordre et la régularité dans le service des Eaux de Cransac, a été promulgué en 1853 par M. le Préfet de l'Aveyron. La police médicale et sanitaire des sources minérales et des étuves est dévolue au médecin-inspecteur.

*Clientèle habituelle de l'établissement.* — Beaucoup de mes confrères veulent bien m'honorer de leur correspondance et me donner sur les malades qu'ils m'adressent de précieuses indications. Je suis heureux de leur en témoigner ici ma gratitude. Mes conseils sont réclamés chaque année par de nombreux cliens de mes bons confrères de l'Aveyron, du Lot, du Cantal et de Tarn-et-Garonne. Mais, en outre de ces départemens, ceux du Tarn, de la Corrèze, de la Dordogne, de Lot-et-Garonne, de l'Hérault, de la Lozère, de la Haute-Garonne, de l'Aude, de la Gironde, de la Haute-Vienne, etc., fournissent à Cransac un contingent important. Parmi les honorables médecins de ces différens pays, il en est qui m'envoient sur leurs consultans des renseignemens lucides qui facilitent singulièrement ma tâche, en m'éclairant sur le diagnostic des affections si variées qui, dans la saison des Eaux, se présentent à mon observation.

Un débit considérable des Eaux de Cransac a lieu à Paris à l'entrepôt central des Eaux minérales. Mes confrères parisiens ont souvent occasion de les prescrire et de les expérimenter concurremment avec les préparations ferro-manganésiennes qui ont pris dans la thérapeutique un rang si important. MM. les professeurs Cruveilhier, Gendrin, Andral, de la faculté de Paris; MM. Pétrequin, de Lyon; Viguerie, Estevenet, de Toulouse, et les professeurs de Montpellier, connaissent et apprécient particulièrement la valeur des moyens curatifs réunis à Cransac. A chaque saison, j'ai à diriger le traitement d'un certain nombre de leurs consultans. Les succès les plus remarquables justifient tous les ans davantage la prédilection que les médecins et les malades du Midi de la France accordent à notre établissement, qui est avec raison signalé comme constituant un genre à part et tout-à-fait hors ligne parmi les Eaux minérales dont la nature a été si prodigue envers notre patrie.

Si Cransac, dont l'étymologie dérive, selon moi, de *curans aqua*, *eau qui guérit*, peut être fier de son passé de dix siècles, nul doute que l'avenir ne lui conserve une renommée des mieux méritées et ne lui assure un des premiers rangs parmi les créations salutaires que la Providence a libéralement réservées à l'humanité en compensation des infirmités qui l'assiègent.

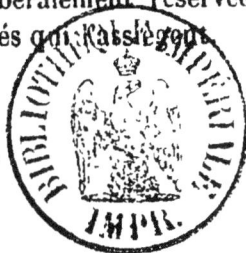

# TABLE DES MATIÈRES.

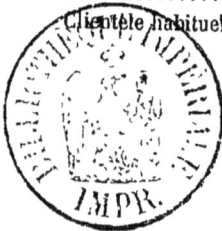

FIN.

www.ingramcontent.com/pod-product-compliance
Lightning Source LLC
Chambersburg PA
CBHW071327200326
41520CB00013B/2894